Unia Genosis

Kieferorthopädische Behandlung

Unia Genosis

Kieferorthopädische Behandlung

Voranerkennung Heil- und Kostenplan

Goldene Rakete Verlag für Belletristik

Imprint
Any brand names and product names mentioned in this book are subject to trademark, brand or patent protection and are trademarks or registered trademarks of their respective holders. The use of brand names, product names, common names, trade names, product descriptions etc. even without a particular marking in this work is in no way to be construed to mean that such names may be regarded as unrestricted in respect of trademark and brand protection legislation and could thus be used by anyone.

Cover image: www.ingimage.com

Publisher:
Goldene Rakete Verlag für Belletristik
is a trademark of
International Book Market Service Ltd., member of OmniScriptum Publishing Group
17 Meldrum Street, Beau Bassin 71504, Mauritius

Printed at: see last page
ISBN: 978-620-2-44580-1

Inhaltsverzeichnis:

I. Voranerkennung:

1. Schreiben an die Beihilfestelle:[1]

Sehr geehrte Damen und Herren,

im Anhang schicke ich Ihnen den heute eingetroffenen Kostenvoranschlag der kieferorthopädischen Praxis vom 03.05.2019 in Bezug auf den medizinisch erforderlichen Einsatz eines sog. „Lingualbogens" mit Bitte um baldige Kostenzusage.

Mit freundlichen Grüßen

Kindesmutter

[1] 07.05.2019

2. Schreiben der Beihilfestelle:[2]

Voranerkennung Kieferorthopädische Behandlung

Sehr geehrte Kindesmutter,

Kieferorthopädische Behandlung – Voranerkennung

Eingang am: 07.05.2019

Erläuterung: für Ihre Tochter

GOÄ-Nr. 5090:

Die Ziffer 5090 GOÄ, die Schädel-Übersicht in zwei Ebenen, ist für die Fernröntgenseitenaufnahme nicht berechenbar, da der Kopf de Patienten nur in einer Ebene geröntgt und dargestellt wird.

Leistungsinhaltlich kann daher nur die Ziffer 5095 als beihilfefähig anerkannt werden.

Mit freundlichen Grüßen

Bescheid wurde maschinell erstellt und ist deshalb nicht unterschrieben.

[2] 08.05.2019

3. <u>Schreiben der Krankenversicherung:</u>[3]

Leistungszusage

Patient: **Ihre Tochter**

Heil- und Kostenplan von: Kieferorthopädische Praxis

Ausstellungsdatum: 03.05.2019

Sehr geehrte Kindesmutter,

vielen Dank für die Übersendung des kieferorthopädischen Behandlungsplanes.

Die folgenden Beträge können nicht berücksichtigt werden:

Nicht anerkennungsfähig:

34

Ihr Arzt berechnet die Ziffer 34 der Gebührenordnung für Ärzte (GOÄ). Die Kosten dafür können wir jedoch nicht übernehmen.

[3] 25.07.2019

Wir können Ihnen die Ziffer nur erstatten, wenn diese drei Bedingungen erfüllt sind:

1. Die Erörterung (ausführliche Beratung) durch den Arzt muss sich auf eine Krankheit beziehen und mindestens 20 Minuten dauern.

2. Die Krankheit wurde unmittelbar vor der Beratung festgestellt oder hat sich deutlich verschlimmert.

3. Die Krankheit ist entweder lebensbedrohlich oder verändert das Leben nachhaltig.

Da nach der vorliegenden Rechnung diese Bedingungen nicht erfüllt sind, können wir die Ziffer nicht erstatten.

Wir empfehlen Ihnen den Sachverhalt mit Ihrem behandelnden Kieferorthopäden zu besprechen.

Unsere Hinweise zum kieferorthopädischen Behandlungsplan:

Sie haben uns einen Kostenvoranschlag für die kieferorthopädische Behandlung geschickt. Wir erstatten Ihnen die Material- und Laborkosten für diese Behandlung. Unsere Zusage gilt zunächst jedoch unter Vorbehalt. Bitte senden Sie uns noch eine Spezifikation der voraussichtlichen Material- und Laborkosten, damit wir die Kosten im Detail prüfen können. Sie erhalten diese von Ihrem Kieferorthopäden. Vielen Dank! Ohne dieses Dokument prüfen wir unsere Erstattung abschließend mit der Rechnung.

Unsere Zusage gilt für den aktuellen Stand des Vertrages und unter der Voraussetzung, dass sich keine vertragsändernden Umstände ergeben.

Wir wünschen einen erfolgreichen Behandlungsverlauf.

Freundlich grüßt Sie

Ihre Krankenversicherung

4. Schreiben der Beihilfestelle:[4]

Heil- und Kostenplan / Heil- und Kostenpläne vom 03.05.2019

Sehr geehrte Kindesmutter,

Sie haben mich gebeten, die Beihilfefähigkeit einer kieferorthopädischen Behandlung zu prüfen.

Zahnärztliche Behandlungen – mit Ausnahme von Implantatbehandlungen – bedürfen keiner vorherigen Anerkennung durch die Beihilfestelle. Bitte haben Sie Verständnis dafür, dass ich den Heil- und Kostenplan / die Heil- und Kostenpläne daher nicht prüfe.

Informationen zur Beihilfefähigkeit der Aufwendungen entnehmen Sie bitte den als Anlage beigefügten „Allgemeinen Hinweisen zu zahnärztlichen Behandlungen".

Ich empfehle Ihnen, mit Ihrem Zahnarzt vor der Behandlung über die Abrechnung zu sprechen und ihn zu bitten, die von mir gegebenen allgemeinen Informationen bei der Erstellung der Rechnung zu berücksichtigen.

Mit freundlichen Grüßen

Ihre Beihilfestelle

[4] 30.07.2019

Dieses Schreiben wurde elektronisch erstellt und ist daher auch ohne Unterschrift gültig.

Alle ehebezogenen Begriffe gelten auch für eingetragene Lebenspartnerschaften.

Die personenbezogenen Bezeichnungen in diesem Schreiben beziehen sich auf beide Geschlechter und bezwecken eine bessere Lesbarkeit.

5. Schreiben der Beihilfestelle:[5]

Allgemeine Hinweise zu kieferorthopädischen Behandlungen

Allgemeines:

Aufwendungen für kieferorthopädische Leistungen sind nur dann beihilfefähig, wenn die behandelte Person bei Behandlungsbeginn das achtzehnte Lebensjahr noch nicht vollendet hat. Die Altersbegrenzung gilt nicht, wenn die Behandlung wegen schwerer Kieferanomalien, die eine kombinierte kieferchirurgische und kieferorthopädische Behandlung erfordern, durchgeführt wird (Rechtsgrundlage: § 4 Abs. 2 BVO).

Eine Ausnahme von der Altersbegrenzung kann vorliegen, wenn durch amtszahnärztliches Gutachten vor Behandlungsbeginn bestätigt wird, dass die Behandlung ausschließlich medizinisch indiziert ist und ästhetische Gründe ausgeschlossen werden können, keine Behandlungsalternative vorhanden ist und erhebliche Folgeprobleme insbesondere bei einer craniomandibulären Dysfunktion bestehen (Rechtsgrundlage: Verwaltungsvorschrift 4.2.a zu § 4 BVO).

Die Kosten zahnärztlicher (und damit auch kieferorthopädischer) Behandlungen sind beihilfefähig, sofern und soweit sie notwendig und

[5] 30.07.2019

angemessen sind (Rechtsgrundlage: § 3 Abs. 1 BVO). Die Angemessenheit orientiert sich zunächst an der Gebührenordnung für Zahnärzte bzw. dem Gebührenverzeichnis hierzu (GOZ).

Des Weiteren richtet sich die Beihilfefähigkeit der Aufwendungen für Zahnbehandlungen nach Anlage 7 zur BVO (#Beihilferechtliche Hinweise zum zahnärztlichen Gebührenrecht#).

Gebührensätze:

Im Regelfall sind die Gebührensätze der GOÄ/GOZ bis zum 1,8/2,3fachen Satz der Gebührenordnung beihilfefähig. Liegt eine ausreichende medizinische Begründung vor, können die Kosten bis zum 2,5/3,5fachen Satz berücksichtigt werden.

Material- und Laborkosten:

Die Beihilfefähigkeit der Material- und Laborkosten wird bei der Vorlage der Rechnungen geprüft. Material- und Laborkosten für Brackets, Bänder und Bögen sind laut Leistungslegende der Gebührenordnung für Zahnärzte mit den Nummern 6100 bis 6150 GOZ abgegolten. Eventuell entstehende Mehraufwendungen für selbstligierende Brackets (z.B. Damon System), Keramikbrackets und/oder elastische Bögen sind nicht beihilfefähig (Rechtsgrundlage: § 3 Abs. 1 BVO).

Eventuell entstehende Mehraufwendungen (Laborleistungen) für ein indirektes Klebeverfahren von Multibracketapparaturen und/oder festsitzenden Lingualretainern sind nicht beihilfefähig.

Retainer:

Aufwendungen für Retainer (einschließlich Lingualretainer) sind mit den Gebührennummern 6030 bis 6080 GOZ abgegolten und innerhalb der 4-Jahresfrist nicht beihilfefähig.

Einsetzen von Schienen oder festsitzenden Retainern:

Das Einsetzen von Schienen oder festsitzenden Retainern ist mit den Nummern 6030 bis 6080 GOZ abgegolten und nicht zusätzlich nach Nummer 2698 Gebührenordnung für Ärzte (GOA) abrechenbar.

Entfernung eines Bogens oder Teilbogens:

Für die Entfernung eines Bogens oder Teilbogens kann die Nummer 6130 GOZ analog berechnet werden; der Ansatz der Nummer 2702 GOÄ analog oder 2290 GOZ ist dagegen nicht angemessen.

Versiegelung:

Die Versiegelung bei Entfernen eines Bandes, eines Brackets oder eines Attachments nach Nummer 2000 GOZ ist Bestandteil der Nummer 6110 beziehungsweise 6130 GOZ und in derselben Sitzung nicht gesondert beihilfefähig.

Bei der zeitgleich beim Kleben der Brackets durchgeführten Bracketumfeld- oder Glattflächenversiegelung handelt es sich nicht um einen selbständigen, technisch vom Kleben der Brackets getrennten Behandlungsschritt, der eine eigene Berechnung rechtfertigt (siehe Abschnitt B der Anlage 7 zur BVO). Die Nummer 2000 GOZ ist neben den Nummern 6100 und 2197 GOZ in einer Sitzung und an einem Zahn nicht beihilfefähig.

Nummern 8000 ff. GOZ:

Die Nummern 8000 ff. GOZ sind im Zusammenhang mit einer KFO-Behandlung nicht beihilfefähig (Rechtsgrundlage: § 3 Abs. 1 BVO i. V. m. § 4 Abs. 2 BVO). Die zu diesen Maßnahmen anfallenden Laboraufwendungen können ebenfalls nicht als beihilfefähig anerkannt werden.

Nummer 5170 GOZ:

Die Nummer 5170 GOZ ist nur im Zusammenhang mit Leistungen aus Abschnitt F der GOZ beihilfefähig (prothetische Leistungen nach den Nummern 5000 bis 5340 GOZ). Im Rahmen einer kieferorthopädischen Behandlung ist die Nummer 5170 GOZ einschließlich der Materialkosten für den individuellen Löffel nicht beihilfefähig (Rechtsgrundlage: § 3 Abs. 1 BVO).

Nummer 2030/2040 GOZ:

Die Nummer 2030/2040 GOZ ist im Rahmen der kieferorthopädischen Behandlung nicht beihilfefähig (Rechtsgrundlage: § 3 Abs. 1 BVO).

Nummern 7000 ff. GOZ:

Leistungen aus Abschnitt H der GOZ (Ziffern 7000 ff.) betreffen die Eingliederung von Aufbissbehelfen und Schienen. Sie werden als Behandlungsgeräte zur Beseitigung von Funktionsstörungen oder bei Parodontalerkrankungen eingesetzt. Im Zusammenhang mit der kieferorthopädischen Therapie ist der Ansatz dieser Position nicht nachvollziehbar und daher – unabhängig von ihrer Berechnungsfähigkeit – nicht beihilfefähig (Abschnitt B der Anlage 7 zur BVO).

Nummer 2702 GOÄ:

Das Anlegen von Halte- oder Hilfsvorrichtungen oder das Einsetzen von Apparaturen ist mit den Nummern 6030 bis 6080 GOZ abgegolten und nicht zusätzlich nach Nummer 2702 GOÄ berechenbar.

Nummer 2697 GOÄ:

Der Leistungsinhalt der Nummer 2697 GOÄ beschreibt das Anlegen von Drahtligaturen o. ä. zum Fixieren gelockerter Zähne als selbständige Leistung. Diese ist im Zusammenhang mit einer KFO-Behandlung nicht der Fall. Das Einsetzen von Ligaturen im Rahmen der Multibracketbehandlung ist mit den Nummern 6030 bis 6080 abgegolten.

Nach der Leistungsbeschreibung kann die Nummer 2697 GOÄ bei einer provisorischen Versorgung von Kieferfrakturen für die Dauer von wenigen Tagen angesetzt werden. Diese Leistungsbeschreibung steht einer beihilferechtlichen Berücksichtigung bei der Abrechnung kieferorthopädischer Leistungen entgegen.

Nummer 5377 GOÄ:

Im Rahmen einer kieferorthopädischen Behandlung ist die Nr. 5377 GOÄ nicht beihilfefähig (Rechtsgrundlage: § 3 Abs. 1 BVO).

Analogbewertungen:

Analogbewertungen können im Regelfall beihilferechtlich nicht anerkannt werden. Nach § 6 Abs. 1 GOZ können selbständig zahnärztliche Leistungen, die nicht in das Gebührenverzeichnis aufgenommen sind, entsprechend einer Art, Kosten- und Zeitaufwand gleichwertigen Leistungen der GOZ berechnet werden. Voraussetzung ist, dass es sich um eine selbständige zahnärztliche Leistung und keine besondere Ausführung oder Teilleistung einer bereits im Gebührenverzeichnis enthaltenen Leistung handelt (Abschnitt A der Anlage 7 zur BVO).

6. Schreiben der Krankenversicherung:[6]

Leistungsabrechnung

Sehr geehrte Kindesmutter,

für die eingereichten Unterlagen haben wir die tariflichen Leistungen errechnet. Bitte beachten Sie gegebenenfalls auch die Rückseite dieses Schreibens. Dort können sich weitere Informationen und Anmerkungen zu den einzelnen Rechnungspositionen befinden.

Ihre Tochter

KOSTENBELEGE

Kieferorthopädie	Ablehnungsbetrag	Anmerkung

Anmerkung 1

In seiner Rechnung hat Ihr Arzt Ziffer 34 der Gebührenordnung für Ärzte aufgeführt. Ihr Arzt darf diese Ziffer nur dann in Rechnung stellen, wenn alle folgenden drei Bedingungen erfüllt sind:

[6] 29.10.2019

1. Die Beratung durch den Arzt muss sich auf eine Krankheit beziehen und mindestens 20 Minuten dauern.

2. Die Krankheit wurde unmittelbar vor der Beratung festgestellt oder die Krankheit hat sich erheblich verschlimmert.

3. Die Krankheit ist entweder lebensbedrohend oder verändert das Leben nachhaltig.

Nach unseren Unterlagen sind diese Bedingungen nicht erfüllt. Wir haben anstelle von Ziffer 34 die Ziffer 1 (Beratung) erstattet. Damit Sie die höheren Kosten nicht selbst übernehmen müssen, sprechen Sie bitte mit Ihrem Arzt. Diese kann Angaben nachreichen oder soll die Rechnung korrigieren.

WICHTIGER HINWEIS:

Bitte beachten Sie: Wir haben bisher nur einen Teil Ihrer Belege bearbeitet. Zu den weiteren Belegen informieren wir Sie in einem separaten Brief oder mit einer der nächsten Leistungsabrechnungen.

Kennen Sie eigentlich schon unser ePortal Meine Gesundheit?

Probieren Sie es einfach mal aus und reichen Sie Ihre nächste Rechnung online ein! Registrieren Sie sich auf meinekrankenversicherung/meinegesundheit.

Freundlich grüßt Sie

Ihre Krankenversicherung

7. <u>Schreiben an die Kieferorthopädische Praxis:</u>[7]

Sehr geehrte Frau Zahnarzthelferin,

soeben erhalte ich die Leistungsabrechnung meiner Krankenversicherung per Post.

Darin heißt es unter Anmerkung 1:

„In seiner Rechnung hat Ihr Arzt Ziffer 34 der Gebührenordnung für Ärzte aufgeführt. Ihr Arzt darf diese Ziffer nur dann in Rechnung stellen, wenn alle folgenden drei Bedingungen erfüllt sind:

1. Die Beratung durch den Arzt muss sich auf eine Krankheit beziehen und mindestens 20 Minuten dauern.

2. Die Krankheit wurde unmittelbar vor der Beratung festgestellt oder die Krankheit hat sich erheblich verschlimmert.

3. Die Krankheit ist entweder lebensbedrohend oder verändert das Leben nachhaltig.

[7] 31.10.2019

Nach unseren Unterlagen sind diese Bedingungen nicht erfüllt. Wir haben anstelle von Ziffer 34 die Ziffer 1 (Beratung) erstattet. Damit Sie die höheren Kosten nicht selbst übernehmen müssen, sprechen Sie bitte mit Ihrem Arzt. Diese kann Angaben nachreichen oder soll die Rechnung korrigieren."

Ich bitte Sie nun um die Nachreichung der Angaben bzw. um die Korrektur der Rechnung.

Mit freundlichen Grüßen

Kindesmutter

8. Schreiben der Kieferorthopädischen Praxis:[8]

Kieferorthopädische Behandlung

Sehr geehrte Kindesmutter,

wunschgemäß übersenden wir Ihnen eine Begründung für Ihre Beihilfe.

Das Schreiben wurde im April 2019 im European Journal of Orthodontics veröffentlicht. Es betrifft den wichtigen Einfluss der Kieferorthopädischen Behandlung auf die Mundgesundheit/Lebensqualität bei Kindern und Heranwachsenden.

Wir wünschen Ihnen viel Erfolg bei der Erstattung.

Mit freundlichen Grüßen

Kieferorthopäde

i.A. Zahnarzthelferin

[8] 04.11.2019

9. Schreiben der Krankenversicherung:[9]

Ihre Leistungsabrechnung vom 29.10.2019

Sehr geehrte Kindesmutter,

Sie reklamieren unsere Entscheidung zur Ziffer 34 der Gebührenordnung für Ärzte (GOÄ).

Eine Leistungskürzung ist nicht nur für unsere Kunden eine unerfreuliche Nachricht. Auch für uns ist dies eine schwierige Situation, denn zufriedene Kunden sind unser Ziel.

Lassen Sie uns bitte erklären, warum wir Ihnen die Kosten für die Ziffer 34 GOÄ nicht nacherstatten können.

Die Ziffer 34 GOÄ ist berechenbar für:

Erörterung (Dauer mindestens 20 Minuten) der Auswirkungen einer Krankheit auf die Lebensgestaltung in unmittelbarem Zusammenhang mit der Feststellung oder erheblichen Verschlimmerung einer nachhaltig lebensverändernden oder lebensbedrohenden Erkrankung

- Gegebenenfalls einschließlich Planung eines operativen Eingriffs und Abwägung seiner Konsequenzen und Risiken (einschließlich Beratung)

[9] 12.11.2019

- Gegebenenfalls unter Einbeziehung von Bezugspersonen.

Eine Voraussetzung für den Ansatz der Ziffer 34 GOÄ ist unzweifelhaft das ärztliche Beratungsgespräch bei lebensbedrohender oder nachhaltig lebensverändernder Erkrankung.

Da eine lebensbedrohende Erkrankung nicht vorliegt, kann nur der Begriff der nachhaltigen Lebensveränderung zum Tragen kommen. Als nachhaltig lebensverändernd lassen sich Erkrankungen charakterisieren, die trotz Therapie durch chronischen Verlauf, ungünstige oder unabänderliche Prognose dazu zwingen, über schwerwiegende Konsequenzen im familiären, beruflichen oder gesellschaftlichen Leben und deren Bewältigung nachzudenken, ggf. tiefgreifende Änderungen in der Lebensplanung und –gestaltung vorzunehmen.

Die nachhaltige Lebensveränderung muss zum Beispiel auch nach durchgeführter Operation weiterhin bestehen bleiben, damit überhaupt eine nachhaltige Lebensveränderung festgestellt werden kann.

Unter einer lebensbedrohenden Erkrankung ist eine Erkrankung zu verstehen, die trotz Therapie ihren lebensbedrohenden Charakter behält (z. B. bösartige Krebserkrankung). Eine Erkrankung, die nach Durchführung einer Operation in dieser Form nicht mehr besteht, kann jedoch nicht als eine lebensbedrohende Erkrankung bezeichnet werden.

Wir können der vorgebrachten Argumentation nicht entnehmen, dass die Voraussetzung für den Ansatz der Ziffer 34 GOÄ erfüllt ist.

Natürlich ist es für uns nachvollziehbar, dass Ihr Arzt eine ausführliche Beratung durchführte. Den Leistungsinhalt der Ziffer 1 GOÄ (ggf. Ziffer 3 GOÄ) sehen wir als erbracht und haben diese auch anerkannt.

Unser Vorschlag: Bitte sprechen Sie den Rechnungssteller nochmals an, damit die Rechnung erneut geprüft wird.

Haben Sie Fragen, sind wir gerne für Sie da. Rufen Sie uns einfach an.

Freundlich grüßt Sie

Ihre Krankenversicherung

II. Behandlungsplan:

1. Schreiben der Kieferorthopädischen Praxis:[10]

Kieferorthopädischer Behandlungsplan

Die fachzahnärztliche Untersuchung sowie die Auswertung der diagnostischen Unterlagen ergaben folgenden Befund:

Anamnese:

Alle 3. Molaren angelegt; neutrales Wachstum; Ende der zweiten Wechselgebissphase; Profil gerade

Diagnose:

Oberkiefer: Lückige Front; Rotation 13; Buccalstand 13;

Unterkiefer: Lücken im Prämolaren-Bereich; Rotation 33

Biss: Skelettale Klasse I mit progener Tendenz; Molaren in NO

[10] 02.07.2019

Therapie:

Oberkiefer: Derotation 13; Verringern der Lücken; Einordnen 13

Unterkiefer: Derotation 33; Verringern der Lücken

Biss: Entgegen wirken der Klasse II Tendenz (GZ); Bisshebung (Bite Turbos)

Maßnahmen:

MB; Bite Turbos; Retentionsgeräte

Voraussichtliche Dauer der Behandlung ca. 8 Quartale.

Folgende Leistungen werden voraussichtlich für die kieferorthopädische Behandlung erforderlich sein:

GOZ/GOÄ	Leistung
Diagnose:	
Ä5090	Schädelaufnahme, in zwei Ebenen
Ä5298	Zuschlag für Anwendung der digitalen Radiographie (Bildverstärker) für FRS
Ä5004	Panoramaaufnahme der Kiefer

0040	Aufstellung eines schriftlichen Heil- und Kostenplans bei kieferorthopädischer Behandlung oder bei funktionsanalytischen und –therapeutischen Maßnahmen
0050	Abformung oder Teilabformung eines Kiefers für ein Situationsmodell, einschließlich Auswertung zur Diagnose oder Planung
6000	Profil- oder Enfacefotografie einschließlich Auswertung
6010	Anwendung von Metoden zur Analyse von Kiefermodellen (dreidimensionale, graphische oder metrische Analysen, Diagramme), je Leistung nach der Nummer 0060
6020	Anwendung von Methoden zur Untersuchung des Gesichtsschädels (zeichnerische Auswertung von Röntgenaufnahmen des Schädels, Wachstumsanalysen)

Behandlung:

2000	Versiegelung von kariesfreien Fissuren mit aushärtenden Kunststoffen, auch Glattflächenversiegelung, je Zahn
6100	Eingliederung eines Klebebrackets
6100	Eingliederung eines Klebebrackets
6110	Entfernung eines Klebebrackets
6110	Entfernung eines Klebebrackets

6120	Eingliederung eines Bandes
6130	Entfernung eines Bandes
6140	Eingliederung eines ungeteilten Bogens, alle Zahngruppen umfassend, je Kiefer
2030	Besondere Maßnahmen beim Präparieren oder Füllen von Kavitäten (z. B. Separieren, Beseitigen störenden Zahnfleisches, Stillung einer übermäßigen Papillenblutung), je Kieferhälfte oder Frontzahnbereich
6100R	Eingliederung eines Klebebrackets/ Attachment
4050	Entfernung harter und weicher Zahnbeläge, ggf. inkl. Polieren an einem 1-wurzeligen Zahn, Implantat oder Brückenglied
4055	Entfernung harter und weicher Zahnbeläge, ggf. inkl. Polieren am mehrwurzeligen Zahn
4060	Kontrolle nach Entfernung harter und weicher Zahnbeläge oder professioneller Zahnreinigung nach der Nummer 1040 mit Nachreinigung einschließlich Polieren, je Zahn, oder Implantat, auch Brückenglied
Ä3	eingehende Beratung, mind. 10 Minuten

Konservierende Leistungen:

0010	Eingehende Untersuchung zur Feststellung von Zahn-, Mund- und Kiefererkrankungen inkl. Erhebung des Parodontalbefundes sowie Aufzeichnung des Befundes

Ä1	Beratung, auch telefonisch

Prophylaxe

1000	Erstellung eines Mundhygienestatus und eingehende Unterweisung zur Vorbeugung gegen Karies und parodontale Erkrankungen, Dauer mindestens 25 Minuten
1010	Kontrolle des Übungserfolges einschließlich weiterer Unterweisung, Dauer mindestens 15 Minuten
1020	Lokale Fluoridierung zur Verbesserung der Zahnhartsubstanz, zur Kariesvorbeugung und –behandlung, mit Lack oder Gel, je Sitzung
0065	Optisch-elektronische Abformung einschließlich vorbereitender Maßnahmen, einfache digitale Bissregistrierung und Archivierung, je Kieferhälfte oder Frontzahnbereich
2197	Adhäsive Befestigung (plastischer Aufbau, Stift, Inlay, Krone, Teilkrone, Veneer, etc.)
2290	Entfernung einer Einlagefüllung, einer Krone, eines Brückenankers, Abtrennen eines Brückengliedes oder Entfernen eines Bogens

Abschlagspositionen:

6050-OK	Maßnahmen zur Umformung eines Kiefers inkl. Retention, hoher Umfang

6050-UK	Maßnahmen zur Umformung eines Kiefers inkl. Retention, hoher Umfang
6070	Maßnahmen zur Einstellung der Kiefer in den Regelbiss während der Wachstumsphase inkl. Retention, mittlerer Umfang

Eigenlabor

Fremdlabor

Voraussichtliches kieferorthopädisches Honorar

Voraussichtliche Material- und Laborkosten

Voraussichtliche Gesamtkosten

Die kieferorthopädische Behandlung ist in dem vorgesehenen Umfang zur Wiederherstellung der Kaufähigkeit erforderlich bzw. zur Verhütung von Erkrankungen notwendig.

Dieser Heil- und Kostenplan beruht auf den derzeitigen Erkenntnissen und muss den geänderten Verhältnissen angepasst werden, wenn sich während der Behandlung zur Zeit noch nicht vorhersehbare Befunde und Umstände ergeben, die eine Änderung des Steigerungssatzes angezeigt sein lassen.

Verlorene und zerstörte Behandlungsgeräte werden gesondert berechnet. Die Behandlungsgeräte bleiben Eigentum des Kieferorthopäden.

Für die Leistungsnummern 603 bis 609 werden hiermit Abschlagszahlungen vereinbart; die Abrechnung erfolgt vierteljährlich.

Der Zahlungspflichtige bestätigt, eine Ausfertigung dieses Heil- und Kostenplanes erhalten zu haben.

2. Schreiben der Kieferorthopädischen Praxis:[11]

Begleitblatt zum Heil- und Kostenplan vom 02.07.2019

Mir ist bekannt, dass meine Versicherung die Kosten nur im Rahmen meines abgeschlossenen Tarifes übernimmt.

Mir ist außerdem bekannt, dass meine Beihilfestelle ggf. restriktive Bestimmungen hat, bezüglich der Erstattung und der Anerkennung von Begründungen.

Die kieferorthopädische Liquidation richtet sich ausschließlich nach der amtlichen Gebührenordnung und den ergangenen Urteilen, nicht aber nach Einschränkungen durch Versicherungstarife oder Beihilfebestimmungen.

[11] 02.07.2019

Ich verpflichte mich, gebührenkonforme Rechnungen ohne Abzüge zu bezahlen, ungeachtet von Reduktionen durch meine Versicherung / Beihilfestelle.

Name:

Datum:

Unterschrift:

3. <u>Schreiben an die Beihilfestelle:</u>[12]

Sehr geehrte Damen und Herren,

anbei der Kieferorthopädische Behandlungsplan der kieferorthopädischen Praxis vom heutigen Tage, mit Bitte um die Prüfung der Beihilfefähigkeit einer kieferorthopädischen Behandlung für meine Tochter.

Mit freundlichen Grüßen

Kindesmutter

[12] 02.07.2019

4. Schreiben der Beihilfestelle:[13]

Heil- und Kostenplan / Heil- und Kostenpläne vom 02.07.2019

Sehr geehrte Kindesmutter,

Sie haben mich gebeten, die Beihilfefähigkeit einer kieferorthopädischen Behandlung zu prüfen.

Zahnärztliche Behandlungen – mit Ausnahme von Implantatbehandlungen – bedürfen keiner vorherigen Anerkennung durch die Beihilfestelle. Bitte haben Sie Verständnis dafür, dass ich den Heil- und Kostenplan / die Heil- und Kostenpläne daher nicht prüfe.

Informationen zur Beihilfefähigkeit der Aufwendungen entnehmen Sie bitte den als Anlage beigefügten „Allgemeinen Hinweisen zu zahnärztlichen Behandlungen".

Ich empfehle Ihnen, mit Ihrem Zahnarzt vor der Behandlung über die Abrechnung zu sprechen und ihn zu bitten, die von mir gegebenen allgemeinen Informationen bei der Erstellung der Rechnung zu berücksichtigen.

Mit freundlichen Grüßen

Ihre Beihilfestelle

[13] 04.07.2019

Dieses Schreiben wurde elektronisch erstellt und ist daher auch ohne Unterschrift gültig.

Alle ehebezogenen Begriffe gelten auch für eingetragene Lebenspartnerschaften.

Die personenbezogenen Bezeichnungen in diesem Schreiben beziehen sich auf beide Geschlechter und bezwecken eine bessere Lesbarkeit.

5. Schreiben der Beihilfestelle:[14]

Allgemeine Hinweise zu kieferorthopädischen Behandlungen

Allgemeines:

Aufwendungen für kieferorthopädische Leistungen sind nur dann beihilfefähig, wenn die behandelte Person bei Behandlungsbeginn das achtzehnte Lebensjahr noch nicht vollendet hat. Die Altersbegrenzung gilt nicht, wenn die Behandlung wegen schwerer Kieferanomalien, die eine kombinierte kieferchirurgische und kieferorthopädische Behandlung erfordern, durchgeführt wird (Rechtsgrundlage: § 4 Abs. 2 BVO).

Eine Ausnahme von der Altersbegrenzung kann vorliegen, wenn durch amtszahnärztliches Gutachten vor Behandlungsbeginn bestätigt wird, dass die Behandlung ausschließlich medizinisch indiziert ist und ästhetische Gründe ausgeschlossen werden können, keine Behandlungsalternative vorhanden ist und erhebliche Folgeprobleme insbesondere bei einer craniomandibulären Dysfunktion bestehen (Rechtsgrundlage: Verwaltungsvorschrift 4.2.a zu § 4 BVO).

Die Kosten zahnärztlicher (und damit auch kieferorthopädischer) Behandlungen sind beihilfefähig, sofern und soweit sie notwendig und

[14] 04.07.2019

angemessen sind (Rechtsgrundlage: § 3 Abs. 1 BVO). Die Angemessenheit orientiert sich zunächst an der Gebührenordnung für Zahnärzte bzw. dem Gebührenverzeichnis hierzu (GOZ).

Des Weiteren richtet sich die Beihilfefähigkeit der Aufwendungen für Zahnbehandlungen nach Anlage 7 zur BVO (#Beihilferechtliche Hinweise zum zahnärztlichen Gebührenrecht#).

Gebührensätze:

Im Regelfall sind die Gebührensätze der GOÄ/GOZ bis zum 1,8/2,3fachen Satz der Gebührenordnung beihilfefähig. Liegt eine ausreichende medizinische Begründung vor, können die Kosten bis zum 2,5/3,5fachen Satz berücksichtigt werden.

Material- und Laborkosten:

Die Beihilfefähigkeit der Material- und Laborkosten wird bei der Vorlage der Rechnungen geprüft. Material- und Laborkosten für Brackets, Bänder und Bögen sind laut Leistungslegende der Gebührenordnung für Zahnärzte mit den Nummern 6100 bis 6150 GOZ abgegolten. Eventuell entstehende Mehraufwendungen für selbstligierende Brackets (z.B. Damon System), Keramikbrackets und/oder elastische Bögen sind nicht beihilfefähig (Rechtsgrundlage: § 3 Abs. 1 BVO).

Eventuell entstehende Mehraufwendungen (Laborleistungen) für ein indirektes Klebeverfahren von Multibracketapparaturen und/oder festsitzenden Lingualretainern sind nicht beihilfefähig.

Retainer:

Aufwendungen für Retainer (einschließlich Lingualretainer) sind mit den Gebührennummern 6030 bis 6080 GOZ abgegolten und innerhalb der 4-Jahresfrist nicht beihilfefähig.

Einsetzen von Schienen oder festsitzenden Retainern:

Das Einsetzen von Schienen oder festsitzenden Retainern ist mit den Nummern 6030 bis 6080 GOZ abgegolten und nicht zusätzlich nach Nummer 2698 Gebührenordnung für Ärzte (GOA) abrechenbar.

Entfernung eines Bogens oder Teilbogens:

Für die Entfernung eines Bogens oder Teilbogens kann die Nummer 6130 GOZ analog berechnet werden; der Ansatz der Nummer 2702 GOÄ analog oder 2290 GOZ ist dagegen nicht angemessen.

Versiegelung:

Die Versiegelung bei Entfernen eines Bandes, eines Brackets oder eines Attachments nach Nummer 2000 GOZ ist Bestandteil der Nummer 6110 beziehungsweise 6130 GOZ und in derselben Sitzung nicht gesondert beihilfefähig.

Bei der zeitgleich beim Kleben der Brackets durchgeführten Bracketumfeld- oder Glattflächenversiegelung handelt es sich nicht um einen selbständigen, technisch vom Kleben der Brackets getrennten Behandlungsschritt, der eine eigene Berechnung rechtfertigt (siehe Abschnitt B der Anlage 7 zur BVO). Die Nummer 2000 GOZ ist neben den Nummern 6100 und 2197 GOZ in einer Sitzung und an einem Zahn nicht beihilfefähig.

Nummern 8000 ff. GOZ:

Die Nummern 8000 ff. GOZ sind im Zusammenhang mit einer KFO-Behandlung nicht beihilfefähig (Rechtsgrundlage: § 3 Abs. 1 BVO i. V. m. § 4 Abs. 2 BVO). Die zu diesen Maßnahmen anfallenden Laboraufwendungen können ebenfalls nicht als beihilfefähig anerkannt werden.

Nummer 5170 GOZ:

Die Nummer 5170 GOZ ist nur im Zusammenhang mit Leistungen aus Abschnitt F der GOZ beihilfefähig (prothetische Leistungen nach den Nummern 5000 bis 5340 GOZ). Im Rahmen einer kieferorthopädischen Behandlung ist die Nummer 5170 GOZ einschließlich der Materialkosten für den individuellen Löffel nicht beihilfefähig (Rechtsgrundlage: § 3 Abs. 1 BVO).

Nummer 2030/2040 GOZ:

Die Nummer 2030/2040 GOZ ist im Rahmen der kieferorthopädischen Behandlung nicht beihilfefähig (Rechtsgrundlage: § 3 Abs. 1 BVO).

Nummern 7000 ff. GOZ:

Leistungen aus Abschnitt H der GOZ (Ziffern 7000 ff.) betreffen die Eingliederung von Aufbissbehelfen und Schienen. Sie werden als Behandlungsgeräte zur Beseitigung von Funktionsstörungen oder bei Parodontalerkrankungen eingesetzt. Im Zusammenhang mit der kieferorthopädischen Therapie ist der Ansatz dieser Position nicht nachvollziehbar und daher – unabhängig von ihrer Berechnungsfähigkeit – nicht beihilfefähig (Abschnitt B der Anlage 7 zur BVO).

Nummer 2702 GOÄ:

Das Anlegen von Halte- oder Hilfsvorrichtungen oder das Einsetzen von Apparaturen ist mit den Nummern 6030 bis 6080 GOZ abgegolten und nicht zusätzlich nach Nummer 2702 GOÄ berechenbar.

Nummer 2697 GOÄ:

Der Leistungsinhalt der Nummer 2697 GOÄ beschreibt das Anlegen von Drahtligaturen o. ä. zum Fixieren gelockerter Zähne als selbständige Leistung. Diese ist im Zusammenhang mit einer KFO-Behandlung nicht der Fall. Das Einsetzen von Ligaturen im Rahmen der Multibracketbehandlung ist mit den Nummern 6030 bis 6080 abgegolten.

Nach der Leistungsbeschreibung kann die Nummer 2697 GOÄ bei einer provisorischen Versorgung von Kieferfrakturen für die Dauer von wenigen Tagen angesetzt werden. Diese Leistungsbeschreibung steht einer beihilferechtlichen Berücksichtigung bei der Abrechnung kieferorthopädischer Leistungen entgegen.

Nummer 5377 GOÄ:

Im Rahmen einer kieferorthopädischen Behandlung ist die Nr. 5377 GOÄ nicht beihilfefähig (Rechtsgrundlage: § 3 Abs. 1 BVO).

Analogbewertungen:

Analogbewertungen können im Regelfall beihilferechtlich nicht anerkannt werden. Nach § 6 Abs. 1 GOZ können selbständig zahnärztliche Leistungen, die nicht in das Gebührenverzeichnis aufgenommen sind, entsprechend einer Art, Kosten- und Zeitaufwand gleichwertigen Leistungen der GOZ berechnet werden. Voraussetzung ist, dass es sich um eine selbständige zahnärztliche Leistung und keine besondere Ausführung oder Teilleistung einer bereits im Gebührenverzeichnis enthaltenen Leistung handelt (Abschnitt A der Anlage 7 zur BVO).

6. Schreiben an die kieferorthopädische Praxis:[15]

Sehr geehrte Damen und Herren,

Ihren Behandlungsplan vom 02.07.2019 habe ich noch selbigen Tages an meine Beihilfestelle mit Bitte um die Prüfung der Beihilfefähigkeit einer kieferorthopädischen Behandlung für meine Tochter weitergereicht.

Mit heutiger Post erhielt ich beigefügte „Allgemeine Hinweise zu kieferorthopädischen Behandlungen" und bitte Sie, diese bei der Rechnungserstellung freundlicherweise zu berücksichtigen.

Mit freundlichen Grüßen

Kindesmutter

[15] 11.07.2019

7. Schreiben der kieferorthopädischen Praxis:[16]

Kieferorthopädische Behandlung Ihrer Tochter

Sehr geehrte Kindesmutter,

vielen Dank für Ihre Mail.

Uns ist bekannt, dass die Beihilfe restriktive Bestimmungen hat bezüglich der Erstattungen.

Unsere Liquidation richtet sich ausschließlich nach der amtlichen Gebührenordnung und den ergangenen Urteilen, aber nicht nach Einschränkungen durch Versicherungstarife oder Beihilfebestimmungen.

Dies wurde Ihnen bereits im Anhang Ihres Behandlungplanes mitgeteilt.

Wir bitten dies zu berücksichtigen.

Mit freundlichen Grüßen

Kieferorthopäde

i. A. Zahnarzthelferin

---

[16] 11.07.2019

8. Schreiben an die kieferorthopädische Praxis:[17]

Sehr geehrte Frau Zahnarzthelferin,

vielen Dank für die heute erfolgte postalische Zusendung des rechtskräftigen Urteils des Amtsgerichts Pankow/Weißensee Az. 6 C 46/13 vom 10.01.2014 und die nochmalige Übermittlung des Begleitblattes zum Heil- und Kostenplan vom 02.07.2019 für die Behandlung meiner Tochter.

Dass die Thematik „Beihilfebestimmungen" bei Ihnen zu Recht allergische Reaktionen hervorruft, kann ich gut nachvollziehen. Dass ich aus finanziellen Gründen jedoch darauf angewiesen bin, selbige zu beachten, dürften Sie wiederum hoffentlich nachvollziehen können.

Ich habe die gestern erhaltenen und Ihnen zugesandten „Allgemeinen Hinweise zu kieferorthopädischen Behandlungen" nun noch einmal im Vergleich zu Ihrem Kieferorthopädischen Behandlungsplan vom 02.07.2019 durchgesehen.

Demnach gäbe es lediglich an drei Stellen „Differenzen" zwischen den von Ihnen bislang aufgeführten GOZ/GOÄ Nummern und der

[17] 11.07.2019

Anerkennung auf Beihilfefähigkeit durch meine Beihilfestelle: 1. 2000 GOZ (auf Seite 2), 2. 2030 GOZ (auf Seite 2), 3. 2290 GOZ (auf Seite 3).

Vielleicht ist es Ihnen ja möglich, die oben aufgelisteten Nummern wie folgt abzuwandeln:

1. 2000 GOZ => 6110 / 6130 GOZ,

2. 2030 GOZ => … ? GOZ,

3. 2290 GOZ => 6130 GOZ.

Dann fällt es mir umso leichter, das Begleitblatt anlässlich des nächsten anstehenden und bereits vereinbarten Termins zu unterzeichnen und Ihre ausstehenden kieferorthopädischen Rechnungen ohne Abzüge begleichen zu können.

Mit freundlichen Grüßen

Kindesmutter

9. Schreiben der kieferorthopädischen Praxis:[18]

Sehr geehrte Kindesmutter,

sicherlich haben wir für Ihre private Situation Verständnis.

Aber Sie bitte auch für unsere.

Ihnen als Versicherte steht es frei wie Sie sich versichern.

Wir werden aber nicht von geltendem Recht absehen und unsere Rechnungen so ausstellen, dass die Beihilfe zufrieden gestellt ist.

Mit freundlichen Grüßen

Kieferorthopädische Praxis

i. A. Zahnarzthelferin

[18] 15.07.2019

10. Schreiben an die kieferorthopädische Praxis:[19]

Sehr geehrte Frau Zahnarzthelferin,

vielen Dank für Ihr Antwortschreiben.

Es geht nicht um die Zufriedenstellung der Beihilfe, sondern um die Kostenübernahme von insgesamt 6.000,- EUR.

Es geht auch nicht um das Absehen von geltendem Recht, sondern darum, nicht unnötig dreistellige Beträge bezahlen zu müssen.

Daher bitte ich Sie hiermit noch einmal freundlich um die Abänderung dreier Ziffern innerhalb Ihres Kostenplanes:

1. 2000 GOZ => 6110 / 6130 GOZ,

2. 2030 GOZ => … ? GOZ,

3. 2290 GOZ => 6130 GOZ.

Mit freundlichen Grüßen

Kindesmutter

[19] 11.07.2019

11. Schreiben der kieferorthopädischen Praxis:[20]

Sehr geehrte Kindesmutter,

um das Hin und Her zu beenden, hat der Herr Kieferorthopäde beschlossen, dass die Zähne Ihrer Tochter nun nicht versiegelt werden und somit die Position 2000 nicht anfallen wird.

Das Entfernen der Bögen wurde von uns versehentlich nur zweimal beantragt. Was ein großer Fehler war. Denn die Bögen wurden zwölfmal beantragt. Somit müssten theoretisch die Bögen auch zwölfmal entfernt werden. Nach Rücksprache mit dem Herrn Kieferorthopäden wird die Position 2290 gestrichen. Einfach um das Thema zu beenden.

Die Position 2030 wird ebenfalls nicht benutzt werden.

Wir hoffen nun, dass wir Ihnen hiermit geholfen haben.

Mit freundlichen Grüßen

Kieferorthopädische Praxis

i. A. Zahnarzthelferin

[20] 15.07.2019

12. Schreiben an die kieferorthopädische Praxis:[21]

Sehr geehrte Frau Zahnarzthelferin,

vielen Dank für Ihr freundliches Antwortschreiben und insbesondere ein herzliches Dankeschön an den Herrn Kieferorthopäden für sein verständnisvolles Entgegenkommen.

Mit der Bitte um die Zusendung des aktualisierten kieferorthopädischen Behandlungsplanes und mit freundlichen Grüßen

Kindesmutter

[21] 15.07.2019

13. Schreiben der Kieferorthopädischen Praxis:[22]

Kieferorthopädischer Behandlungsplan

Die fachzahnärztliche Untersuchung sowie die Auswertung der diagnostischen Unterlagen ergaben folgenden Befund:

Anamnese:

Alle 3. Molaren angelegt; neutrales Wachstum; Ende der zweiten Wechselgebissphase; Profil gerade

Diagnose:

Oberkiefer: Lückige Front; Rotation 13; Buccalstand 13;

Unterkiefer: Lücken im Prämolaren-Bereich; Rotation 33

Biss: Skelettale Klasse I mit progener Tendenz; Molaren in NO

Therapie:

Oberkiefer: Derotation 13; Verringern der Lücken; Einordnen 13

Unterkiefer: Derotation 33; Verringern der Lücken

[22] 22.07.2019

Biss: Entgegen wirken der Klasse II Tendenz (GZ); Bisshebung (Bite Turbos)

Maßnahmen:

MB; Bite Turbos; Retentionsgeräte

Voraussichtliche Dauer der Behandlung ca. 8 Quartale.

Folgende Leistungen werden voraussichtlich für die kieferorthopädische Behandlung erforderlich sein:

GOZ/GOÄ	Leistung
Diagnose:	
Ä5090	Schädelaufnahme, in zwei Ebenen
Ä5298	Zuschlag für Anwendung der digitalen Radiographie (Bildverstärker) für FRS
Ä5004	Panoramaaufnahme der Kiefer
0040	Aufstellung eines schriftlichen Heil- und Kostenplans bei kieferorthopädischer Behandlung oder bei funktionsanalytischen und –therapeutischen Maßnahmen

0050	Abformung oder Teilabformung eines Kiefers für ein Situationsmodell, einschließlich Auswertung zur Diagnose oder Planung
6000	Profil- oder Enfacefotografie einschließlich Auswertung
6010	Anwendung von Metoden zur Analyse von Kiefermodellen (dreidimensionale, graphische oder metrische Analysen, Diagramme), je Leistung nach der Nummer 0060
6020	Anwendung von Methoden zur Untersuchung des Gesichtsschädels (zeichnerische Auswertung von Röntgenaufnahmen des Schädels, Wachstumsanalysen)

Behandlung:

6100	Eingliederung eines Klebebrackets
6100	Eingliederung eines Klebebrackets
6110	Entfernung eines Klebebrackets
6110	Entfernung eines Klebebrackets
6120	Eingliederung eines Bandes
6130	Entfernung eines Bandes
6140	Eingliederung eines ungeteilten Bogens, alle Zahngruppen umfassend, je Kiefer
6100R	Eingliederung eines Klebebrackets/ Attachment

4050	Entfernung harter und weicher Zahnbeläge, ggf. inkl. Polieren an einem 1-wurzeligen Zahn, Implantat oder Brückenglied
4055	Entfernung harter und weicher Zahnbeläge, ggf. inkl. Polieren am mehrwurzeligen Zahn
4060	Kontrolle nach Entfernung harter und weicher Zahnbeläge oder professioneller Zahnreinigung nach der Nummer 1040 mit Nachreinigung einschließlich Polieren, je Zahn, oder Implantat, auch Brückenglied
Ä3	eingehende Beratung, mind. 10 Minuten

Konservierende Leistungen:

0010	Eingehende Untersuchung zur Feststellung von Zahn-, Mund- und Kiefererkrankungen inkl. Erhebung des Parodontalbefundes sowie Aufzeichnung des Befundes
Ä1	Beratung, auch telefonisch

Prophylaxe

1000	Erstellung eines Mundhygienestatus und eingehende Unterweisung zur Vorbeugung gegen Karies und parodontale Erkrankungen, Dauer mindestens 25 Minuten
1010	Kontrolle des Übungserfolges einschließlich weiterer Unterweisung, Dauer mindestens 15 Minuten

1020	Lokale Fluoridierung zur Verbesserung der Zahnhartsubstanz, zur Kariesvorbeugung und –behandlung, mit Lack oder Gel, je Sitzung
0065	Optisch-elektronische Abformung einschließlich vorbereitender Maßnahmen, einfache digitale Bissregistrierung und Archivierung, je Kieferhälfte oder Frontzahnbereich
2197	Adhäsive Befestigung (plastischer Aufbau, Stift, Inlay, Krone, Teilkrone, Veneer, etc.)

Abschlagspositionen:

6050-OK	Maßnahmen zur Umformung eines Kiefers inkl. Retention, hoher Umfang
6050-UK	Maßnahmen zur Umformung eines Kiefers inkl. Retention, hoher Umfang
6070	Maßnahmen zur Einstellung der Kiefer in den Regelbiss während der Wachstumsphase inkl. Retention, mittlerer Umfang

Eigenlabor

Fremdlabor

Voraussichtliches kieferorthopädisches Honorar

Voraussichtliche Material- und Laborkosten

Voraussichtliche Gesamtkosten

Die kieferorthopädische Behandlung ist in dem vorgesehenen Umfang zur Wiederherstellung der Kaufähigkeit erforderlich bzw. zur Verhütung von Erkrankungen notwendig.

Dieser Heil- und Kostenplan beruht auf den derzeitigen Erkenntnissen und muss den geänderten Verhältnissen angepasst werden, wenn sich während der Behandlung zur Zeit noch nicht vorhersehbare Befunde und Umstände ergeben, die eine Änderung des Steigerungssatzes angezeigt sein lassen.

Verlorene und zerstörte Behandlungsgeräte werden gesondert berechnet. Die Behandlungsgeräte bleiben Eigentum des Kieferorthopäden.

Für die Leistungsnummern 603 bis 609 werden hiermit Abschlagszahlungen vereinbart; die Abrechnung erfolgt vierteljährlich.

Der Zahlungspflichtige bestätigt, eine Ausfertigung dieses Heil- und Kostenplanes erhalten zu haben.

14. Schreiben der Kieferorthopädischen Praxis:[23]

Begleitblatt zum Heil- und Kostenplan vom 02.07.2019

Mir ist bekannt, dass meine Versicherung die Kosten nur im Rahmen meines abgeschlossenen Tarifes übernimmt.

Mir ist außerdem bekannt, dass meine Beihilfestelle ggf. restriktive Bestimmungen hat, bezüglich der Erstattung und der Anerkennung von Begründungen.

Die kieferorthopädische Liquidation richtet sich ausschließlich nach der amtlichen Gebührenordnung und den ergangenen Urteilen, nicht aber nach Einschränkungen durch Versicherungstarife oder Beihilfebestimmungen.

[23] 22.07.2019

Ich verpflichte mich, gebührenkonforme Rechnungen ohne Abzüge zu bezahlen, ungeachtet von Reduktionen durch meine Versicherung / Beihilfestelle.

Name:

Datum:

Unterschrift:

15. Schreiben der Krankenversicherung:[24]

Leistungsabrechnung

Sehr geehrte Kindesmutter,

für die eingereichten Unterlagen haben wir die tariflichen Leistungen errechnet. Bitte beachten Sie gegebenenfalls auch die Rückseite dieses Schreibens. Dort können sich weitere Informationen und Anmerkungen zu den einzelnen Rechnungspositionen befinden.

Ihre Tochter

KOSTENBELEGE

Kieferorthopädie

Anmerkung 1

Bitte reichen Sie uns noch nachtäglich den am 02.07.2019 erstellten Heil- und Kostenplan für die kieferorthopädische Behandlung Ihrer Tochter zur Prüfung ein. Vielen Dank.

[24] 29.10.2019

WICHTIGER HINWEIS:

Bitte beachten Sie: Wir haben bisher nur einen Teil Ihrer Belege bearbeitet. Zu den weiteren Belegen informieren wir Sie in einem separaten Brief oder mit einer der nächsten Leistungsabrechnungen.

Kennen Sie eigentlich schon unser ePortal Meine Gesundheit?

Probieren Sie es einfach mal aus und reichen Sie Ihre nächste Rechnung online ein! Registrieren Sie sich auf meinekrankenversicherung/meinegesundheit.

Freundlich grüßt Sie

Ihre Krankenversicherung

16. Schreiben der Krankenversicherung:[25]

Leistungszusage

Patient:	**Ihre Tochter**
Heil- und Kostenplan von:	Kieferorthopädische Praxis
Ausstellungsdatum:	02.07.2019

Sehr geehrte Kindesmutter,

vielen Dank für die Übersendung des kieferorthopädischen Behandlungsplanes.

Die folgenden Beträge können nicht berücksichtigt werden:

Nicht anerkennungsfähig:

6100; 6140

[25] 11.11.2019

Mit dem Ansatz der Ziffern 6030 bis 6080 der Gebührenordnung für Zahnärzte (GOZ) sind alle Leistungen zur Kieferumformung und Retention, unabhängig von den angewandten Behandlungsmethoden oder den verwendeten Therapiegeräten abgegolten. Somit ist/sind die Honorarleistung(en) (auch analog) für die Eingliederung des Retainers nicht möglich.

Nicht anerkennungsfähig:

2290

Den zusätzlichen Ansatz der Ziffer 2290 der Gebührenordnung für Ärzte/Zahnärzte (GOÄ/GOZ) für das Ausgliedern von Bögen/Teilbögen sowie die Ausgliederung von intra-/extraoralen Verankerungen können wir nicht berücksichtigen. Die einzelnen Arbeitsschritte sind methodisch erforderliche Bestandteile der Hauptleistung (Ziffer 6140 bis 6160 GOZ) und können nicht gesondert in Rechnung gestellt werden.

Wir empfehlen Ihnen den Sachverhalt mit Ihrem behandelnden Kieferorthopäden zu besprechen.

Unsere Hinweise zum kieferorthopädischen Behandlungsplan:

Bitte beachten Sie, dass sich bei Rechnungsstellung noch Änderungen ergeben können. Der genannte Betrag ist daher nicht verbindlich.

Die Kosten für Brackets, Bänder und Bögen einschließlich der zahntechnischen Leistung sind Bestandteil der Eingliederung. Daher können sie nicht separat berechnet werden.

Bitte haben Sie Verständnis, dass wir die höheren Kosten für folgende Leistungen nicht übernehmen: Spezial-, Keramik- oder Kunststoffbrackets und indirektes oder linguales/palatinales Kleben der Brackets. Dies gilt auch für alle Honorarkosten, die damit zusammenhängen.

Sie haben uns einen Kostenvoranschlag für die kieferorthopädische Behandlung geschickt. Wir erstatten Ihnen die Material- und Laborkosten für diese Behandlung. Unsere Zusage gilt zunächst jedoch unter Vorbehalt. Bitte senden Sie uns noch eine Spezifikation der voraussichtlichen Material- und Laborkosten, damit wir die Kosten im Detail prüfen können. Sie erhalten diese von Ihrem Kieferorthopäden. Vielen Dank! Ohne dieses Dokument prüfen wir unsere Erstattung abschließend mit der Rechnung.

Unsere Zusage gilt für den aktuellen Stand des Vertrages und unter der Voraussetzung, dass sich keine vertragsändernden Umstände ergeben.

Wir wünschen einen erfolgreichen Behandlungsverlauf.

Freundlich grüßt Sie

Ihre Krankenversicherung

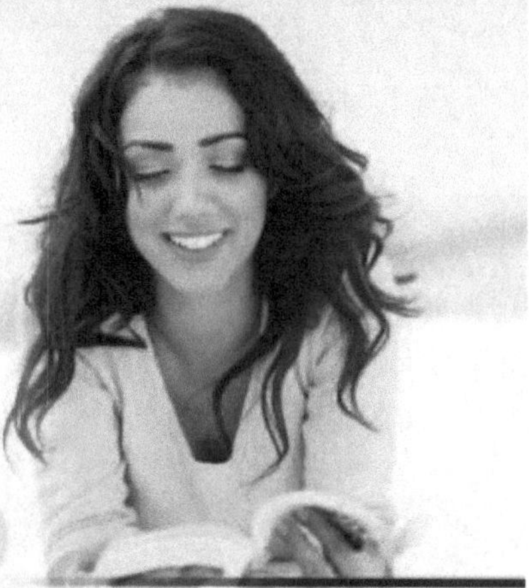

FSC
www.fsc.org
MIX
Papier | Fördert
gute Waldnutzung
FSC® C083411

Kolibri 360 GmbH
Ferdinand-Jühlke-Straße 7
99095 Erfurt, Deutschland
produktsicherheit@kolibri360.de

Druck:
CPI Druckdienstleistungen GmbH
im Auftrag der
Kolibri 360 GmbH
Ferdinand-Jühlke-Str. 7
99095 Erfurt